QUELQUES MOTS

SUR

LA VIE ET LA MORT

D'UNE DÉCOUVERTE RÉCENTE.

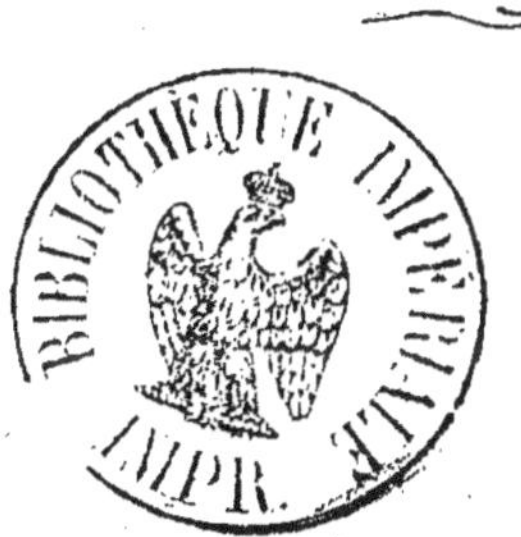

Mais qu'en sort-il souvent ?
Du vent.
LAFONTAINE. (*La Montagne qui accouche*).

HAZEBROUCK.

IMPRIMÉ CHEZ L. GUERMONPREZ.

1860.

VIE ET MORT

D'UNE DÉCOUVERTE RÉCENTE.

Mais qu'en sort-il souvent ?
Du vent.
LAFONTAINE. *(La Montagne qui accouche).*

On trouve assez communément, dit-on, depuis quelques se-
maines, à Bailleul et dans les environs, un mémoire, qui a été
accueilli avec une grande faveur par une certaine partie du
public, et qui doit s'être beaucoup vendu, à moins qu'il n'ait
été distribué. M. Biebuyck, qui en est l'auteur, croyait avoir
ajouté une page à l'histoire des fièvres intermittentes, et, con-
vaincu que cette découverte devait lui apporter beaucoup d'honneur, et lui assigner un rang distingué parmi ceux qui pratiquent
l'art de guérir, il en donna avis à Paris, à la Société de médecine pratique, qui, en récompense de son travail, s'empressa
de l'admettre à *l'unanimité*, comme membre correspondant. Ces
faits résultent du mémoire même de M. Biebuyck, qui, le faisant imprimer, a eu soin de le faire suivre d'un rapport plein de
grands éloges, et dû à la plume de M. Gaucher. C'est là en effet
que nous apprenons par le dire de M. Gaucher que M. B. a

ouvert une voie nouvelle; là que nous voyons **M.** Gaucher nous exhorter à *entrer* après **M. B.** *dans la voie nouvelle,* que vient *d'ouvrir cet observateur habile et consciencieux.* Nous joindrions nos applaudissements à une aussi haute approbation, venue de Paris, au nom d'une société savante, s'il n'était évident que nos estimables confrères de Paris et de Bailleul, ont négligé de s'instruire eux-mêmes sur le point de pathologie, sur lequel ils ont voulu nous instruire : aussi nous proposons-nous de démontrer que la *voie nouvelle* de **M.** Biebuyck est vieille comme les rues.

A **Dieu** ne plaise pourtant que ce soit de gaieté de cœur que nous entretenons le public de la fausse position, dans laquelle nos deux estimables collègues se sont placés. L'amour-propre a ses angoisses, qu'il convient de respecter, ses blessures qu'il est plus sage de ne pas sonder; et chacun sent, en consultant son propre cœur, qu'il est pénible de reculer, de renoncer à une décevante illusion, de laquelle naissaient des espérances bien chères. C'est désolant, déplaisant, dépitant; on peut nous en croire; assurément aussi nous obtiendrons croyance, si nous disons qu'il nous répugnait de mettre sous les yeux du public un débat, que nous aurions voulu agiter sans bruit entre nous, et que c'est à notre grand regret que nous avons vu qu'il ne pouvait se terminer que par la publicité, à laquelle nous avons recours. Notre premier tort, si l'on veut nous adresser quelque reproche, ce fut d'avoir pris au sérieux les protestations modestes de **M. B.** dans le dernier alinéa de son opuscule; et c'est ainsi que la partie se trouva engagée, et que nous avons été forcés de suivre notre pointe. De bonne foi nous avions pensé tout d'abord qu'il ne s'agissait que de lui prouver qu'il s'était *écarté de la vérité;* en ce sens la tâche était facile; et, dans plusieurs lettres, rendues de plus en plus pressantes, nous lui mîmes successivement sous les yeux un certain nombre de textes faciles à vérifier, qui nous autorisaient à lui dire qu'il s'était bien réellement *écarté de la vérité;* mais que son *erreur* n'était pas où il croyait : qu'elle consistait en ceci, qu'il avait regardé comme nouvelle, et comme attendant de nouvelles *lumières* une opinion, qui, admise depuis longtemps, n'était contestée par personne. Mais, quand on a l'honneur d'avoir affaire avec M. B., il importe beaucoup de ne pas se méprendre sur l'espèce *d'erreurs*, dont il vous abandonne la discussion. Il en est qu'il vous impose bon gré malgré; et, s'il promet d'être accommodant et bon prince à l'égard des unes, il n'entend pas que l'on touche aux autres. Or, nous avons eu la chance mauvaise dans les trois lettres, que nous avons eu l'honneur de lui adresser : les deux premières ayant été laissées sans réponse, il rompit enfin le silence à la troisième en quelques mots, où se remarquait l'oubli de toute convenance, avec des menaces et le ton d'un homme outré de colère, et, chose incroyable, avec défense de lui écrire encore. Il nous prévenait en outre qu'il avait envoyé nos lettres à la Société de médecine pratique, pour nous faire peur sans doute, et, possible aussi, voyez l'honneur qui nous en revient, pour demander un peu d'aide. Mais depuis plus d'un mois M. B. nous laisse sans nouvelles, et M. Gaucher, à qui nous nous sommes vainement adressés à deux reprises, sommeille aussi pour nous. Toutefois il nous a été rapporté qu'un officier de santé, par conséquent un confrère, un homme en état de comprendre la discussion; proche parent et ami de M. le D.ʳ B., par conséquent en position d'être bien informé, aurait assuré que M. Gaucher avait répondu à M. B. que nos lettres ne méritaient que le *mépris*. Ces mots cruels, s'ils sont sortis de la plume de M. Gaucher, ne blessent que l'honneur de M. Gaucher lui-même, puisqu'ils sont immérités. Ils nous perceraient le cœur, si nous avions donné le plus léger prétexte à cette sanglante injure; mais si nous ne nous sommes point écartés de la largeur d'un ongle, de ce qui est juste et honnête; si notre critique a été modérée, et n'a porté que sur un sujet rendu public par l'impression, nous laissons à nos pieds ce trait sans vigueur, qui est le seul dont on ait su~ faire usage ; et nous soutenons que nous pouvons, l'honneur sauf, discuter les excessives prétentions de M. B. et ses inutiles découvertes. Mais quelle est donc enfin cette *voie nouvelle* ouverte par M. Biebuyck ?

Pendant le sec et brûlant été de 1859, des fièvres intermittentes régnèrent en grand nombre dans nos contrées. Elles s'étendirent au loin, suivant une zône, dont nous ne pourrions aujourd'hui déterminer les limites ; mais qu'il suffise de dire qu'elles furent très-communes dans les provinces occidentales de la Belgique, et que l'arrondissement de Dunkerque en fut tellement envahi que nous lisons dans le compte-rendu des séances du conseil général : « qu'elles ont atteint la » moitié de la population, et que, de juin à septembre, elles » ont privé la campagne d'une bonne partie de ses tra» vailleurs. » Les environs de Bailleul, où elles se montrent tous les ans, avec une apparence endémique, surtout parmi la classe indigente de la campagne, payèrent un large tribut. M. B., alors médecin du bureau de charité, a eu à traiter 250 malades environ ; et sur ce nombre trois cas se sont rencontrés, qui, *observés* par lui *avec un soin extrême*, lui ont paru *dignes d'être signalés au point de vue de l'enseignement pratique qu'ils comportaient.* Selon lui, *ils établissent ce fait,* inobservé jusqu'ici, que *l'intoxication paludéenne peut produire la cachexie la plus grave en l'absence de toute espèce de manifestation morbide périodique.* Ainsi s'exprime M. Biebuyck. En d'autres termes, ces trois cas sont des fièvres dites intermittentes, sans accès, sans périodicité. Telle est la découverte de M. B., acclamée par M. Gaucher comme *une voie nouvelle,* dans laquelle nous devons suivre notre heureux collègue, en lui faisant cortége. C'est un triomphe. La modestie de M. B. en a beaucoup souffert. Porté si haut par les mains de M. Gaucher, il a subi l'inconvénient d'un mouvement ascensionnel trop rapide, il a été pris d'un éblouissement vertigineux, et la faute en est à ces Messieurs de Paris. En effet, lorsqu'après neuf mois d'incubation et de patientes recherches, il produisit au jour son mémoire, prenant date du 1.er mai 1860, que leur demandait-il bien modestement? *D'être éclairé de leurs lumières; d'être fortifié dans ses convictions;* ou (ceci fut notre écueil) *d'être tiré de son erreur.* Pour toute réponse, au lieu d'un conseil utile, on l'enveloppe dans un nuage de parfums; on l'*accueille* avec *empressement* et à *l'unanimité :* et dans un rapport, émaillé d'harmonieuses épithètes, on le fait le héros de la séance. En vérité, c'était tromper sa confiance, abuser de son ingénuité; ou c'était, de la part de l'auteur de ce rapport, lu devant une Société savante, tomber dans une incroyable bévue; ce que voyant, nous eûmes quelque regret que M. B. ne nous eût pas fait l'honneur de nous interroger sur les mêmes faits : car s'il avait daigné, au lieu d'envoyer au loin son mémoire, prendre quelques renseignements auprès de ses confrères de la localité, l'affaire aurait été menée à bonne et prompte fin, sans compliments peut-être, mais à coup sûr sans rapport, et sans tremper dans l'encre le bout d'une plume. Elle est trop manifestement de celles dont on peut dire : c'est écrit. Oui, c'est écrit presque dans les mêmes termes que ceux de M. B. par le regrettable Félix Jacquot, mort en 1857, qui s'exprimait ainsi pag. 104 (origine miasmatique...) « Nous professons depuis longtemps que la cachexie palustre » peut atteindre un haut degré sans que le sujet ait présenté » aucun accès; et pag. 172. Il y a une cachexie palustre, » qui borne ses ravages à l'intoxication générale sans mani-» festation sous forme d'accès. » La concordance est si parfaite, que c'en était fait de la découverte de M. B., avant même qu'elle eût vu le jour. Par là MM. Biebuyck et Gaucher échappaient à un affreux ridicule.

Mais aujourd'hui que M. B. énivré de cet encens académique,

a convié un public nombreux à partager sa joie paternelle, nous n'aimons pas que sa légère et chimérique production disparaisse au premier mot, ni qu'elle périsse sous un seul coup : non que nous voulions la percer comme un crible; ou nous jouer d'un adversaire déjà vaincu et sans défense : il convient d'user de modération et de réserve à l'égard de ceux-mêmes qui ignorent les règles de la politesse : il faut aussi savoir s'imposer des bornes : Nous citerons néanmoins assez de témoignages pour que nous soyons en droit de nous étonner que les connaissances de M. B. sur les fièvres dites intermittentes, aient offert jusqu'ici une lacune si considérable qu'il serait offensant de la supposer dans un praticien. On verra donc que c'était de sa part une occasion mal choisie de se poser en maître; on verra aussi que de la nôtre, nos mains pleines de preuves qui mettent à néant ses prétentions, ce serait trop d'abandon de notre propre honneur que de négliger d'en faire usage. Nous élevons donc la voix, non par envie du talent ni des œuvres d'un confrère (et que nous importe si certaines gens le pensent ou plutôt le disent), mais parce que nous sommes jaloux de notre honneur de médecin, et que nous ne voulons pas donner prétexte à ceux qui ne son pas nos amis, ou qui sont trop les amis de M. B., de regarder notre silence comme un aveu de notre ignorance. Nous ne voulons pas enfin que ce soit de la brochure de M. B. que date en ce pays, dans quelques années, la connaissance d'un fait pratique aussi important.

Lancisi, premier médecin du pape Clément XI, pendant les vingt années de son pontificat, décrit (Traité des Effluves nuisibles des Marais), une épidémie qui désola, il y a près de deux siècles, certains quartiers de Rome, voisins des fossés qui entourent ses murs (1). Née d'une cause unique, de miasmes palustres, elle se présentait sous deux formes, tellement diffé-

____

(1) Lib. 2. Epidem, 1. Cap. 5. § 2.

rentes, qu'elles affectaient même une nature diverse. Chez le plus grand nombre, c'étaient des accès fort dangereux de fièvre tierce; chez d'autres, en nombre rare, la fièvre était continue dès le principe, avec un danger non moins grand. Et ne dites pas que dans cette dernière espèce, il s'agissait de fièvre ré-mittente ou de fièvre sub-continue : mais lisez le § 5, où Lancisi en expose les symptômes et la marche; et force vous sera d'y reconnaître notre fièvre *pseudo-continue*, se développ-pant avec l'appareil phénoménal de l'ataxie, comme parle M. Lévy, ou se compliquant d'accidents typhoïdes, pour nous servir d'une expression de M. Grisolle. Ajoutons que l'efficacité du quinquina a été évidente (1), quoiqu'on l'ait employé avec trop de timidité ; mais c'était sagesse à une époque, où l'ar-rivée de l'écorce péruvienne en Europe était un fait encore contemporain, et son introduction dans la thérapeutique, une nouveauté, qui trouvait de nombreux contradicteurs.

Van Swieten et Sénac nous apporteront aussi leur témoignage. L'un, illustre commentateur de Boerhaave, et premier médecin de l'Impératrice Marie-Thérèse, a écrit ceci *(Aphor. 784)* : Que dans une épidémie à Vienne, il a rencontré plusieurs cas, où la fièvre intermittente, infiniment difficile à reconnaître, avait débuté et marché sous le masque de la fièvre continue, sans aucune intermission appréciable, ce qui signifie, sans périodi-cité; car s'il ne s'était agi que de fièvre rémittente, il n'aurait pas manqué de la reconnaître et de la nommer; et d'autre part, le passage de Celse, sur lequel il s'appuie, en même temps qu'il en fixe l'interprétation à son point de vue, et l'identité qu'il établit avec les fièvres continues, qui succèdent aux intermit-tentes, interdisent tout subterfuge que l'on voudrait trouver dans la fièvre sub-continue.

Qui ne connait Sénac, premier médecin de Louis XV, et de son temps le chef de la médecine française? Aujourd'hui

(1) Cap. 9. § 2.

même on estime et on lit encore son Traité *De natura febrium*...
Or en vingt endroits du livre second, il revient sur ces fièvres
intermittentes sans intermittence, fièvres qui ne peuvent être
reconnues qu'à grand'peine, sous l'apparence étrangère qui les
cache. Mais qu'on nous permette de citer textuellement les
lignes suivantes, que nous craindrions d'affaiblir en les tra-
duisant. « *In ejusmodi epidemiis non eumdem typum sequebantur*
» *febres, earumque symptomata; multas vidi, continuarum more*
·» *procedentes, absque ullo frigoris sensu.... In iis non nisi*
» *versus finem, aliquid quod remittentem febrim significaret,*
» *occurrebat. Cap. 5.* » Et ce même chapitre 5.ᵉ se termine
par ce résumé si clair : que dans les épidémies on trouve les
variétés suivantes : 1.° fièvres intermittentes ; 2.° fièvres rémittentes ; 3.° *fièvres continues dès l'origine, qui proviennent
de la même source que les intermittentes* ; 4.° fièvres qui
deviennent continues, après avoir été intermittentes.

En 1782, l'académie de Dijon, ayant proposé pour sujet de
concours de déterminer le caractère des fièvres intermittentes,
Strack, professeur à Mayence, mérita le prix par une œuvre
très-remarquable. Là se trouve *au livre* 2 un chapitre 16,
intitulé de la *fièvre anomale*, fièvre sans périodicité, « *quœ cer-
tam periodum non habet,* » dont il décrit les formes diverses
et les symptômes variés avec un soin minutieux. Douleurs de
tête, langueur et fatigue des membres, sommeil lourd, rêves
agités. — Point de frissons, chaleur modérée, sueurs fré-
quentes, surtout après l'ingestion de boissons chaudes. —
Inappétence, nausées, vomissements, bouche mauvaise, langue
chargée, haleine fétide. — Urines rouges et transparentes, ou
troubles et briquetées. Engorgement de la rate; infiltration autour
des malléoles, bouffissure et teint pâle ou jaunâtre de la face.
Strack fait observer que, dans certains cas, on ne trouvait
que peu ou point de fièvre en explorant l'artère, et que chacun
des symptômes énumérés plus haut, que tous même pouvaient

faire défaut, à telles enseignes que le malade éprouvait seulement un malaise, qui l'avertissait que sa santé avait reçu un échec : cependant si cet état se prolongeait; si, la cause de cette indisposition restant inconnue, on tardait à lui opposer le remède spécifique, le malade, miné par une lente consomption, perdait son embonpoint et ses forces, s'affaissait enfin ; puis survenaient des obstructions, de l'œdème, une hydropisie, dont la mort était la terminaison ordinaire, tandis que le quinquina rendait la santé en peu de jours. « *Cortex peru-* » *vianus*, « dit Strack, « *morbum quam proxime excussit.* » *Reversum primo edendi desiderium, deinde fames. Corpus* » *robur atque lautum habitum, vultus etiam colorem deco-* » *remque accepit.* » Et de tels malades, ajoute-t-il, j'en ai beaucoup guéris, et promptement, par le quinquina (1).

Cette pratique si merveilleuse, qui a pour fondement l'application d'un principe évident, à savoir qu'il faut combattre la même cause morbide spécifique par le même médicament spécifique; cette pratique, disons-nous, fut perdue pendant quarante ans. Les écrivains les plus renommés de l'école de Paris avaient laissé entamer le dépôt, qui leur avait été transmis par leurs prédécesseurs immédiats; et tomber dans l'oubli une variété de fièvres, peu nombreuse il est vrai, sur notre sol, mais dont l'existence avait été officiellement reconnue et consignée dans les annales de l'art. Ils classèrent les fièvres d'accès suivant les systèmes d'organes, qui leur étaient attribués pour siège, suivant le symptôme prédominant et les dangers qui l'accompagnent, suivant leur type enfin. Partout on regarda comme essentielle et inhérente à leur nature, l'intermittence, ou tout au moins la périodicité; on relégua sur le second plan et dans les ombres la cause elle-même, c'est-à-dire les miasmes palustres et le venin fébrile des anciens, ce que l'on

---

(1) Multos tales ægros, quorum alii medicamentis purgantibus, alii vino medicato, alii extractis amaris, alii diversis aliis remediis diu et frustra ante agitati fuerant, deinde cortice peruviano prompte persanavi. Pag. 182.

nomme aujourd'hui *empoisonnement miasmatique* ou *intoxication paludéenne;* et par une conséquence inévitable de ces vues trop étroites, le quinquina reçut en toute rigueur le nom d'anti-périodique; d'où découle en même temps cette autre conséquence non moins inévitable et plus sérieuse, qu'on laissa mourir des malades, que l'on aurait sauvés par le quinquina.

C'est à M. Maillot, aujourd'hui membre du conseil de santé, qu'est due la gloire d'avoir, dans les camps et sous le ciel d'Afrique, écrit de nouveau cette salutaire page, arrachée de nos livres, mais qui ne périra plus. C'est lui qui, entouré de plusieurs milliers de fébricitants, a retrouvé la trace de ces fièvres, dans lesquelles « il n'y a ni apyrexie, ni paroxysmes » à retour appréciable » *(P. 13.)* « Fièvres qui se maintiennent » constamment au même degré toute la journée, sans qu'on » puisse y surprendre le double mouvement périodique d'exal- » tation et d'abaissement. *(P. 340.)*

Nous nous contentons de ces deux passages, tirés de son *Traité des Fièvres intermittentes,* publié en 1836, qui suffisent pour ne laisser aucune place au doute. En 1836, M. Maillot a donc découvert une forme d'intoxication paludéenne *non périodique;* il l'a tirée de l'oubli, ressuscitée, décrite sous le nom de fièvre *pseudo-continue,* que connaissent depuis lors tous les médecins, qui ne sont pas restés en-dehors du mouvement scientifique : car son livre a fait époque (Jacquot *op cit. p.* 164). Salué à son apparition par les suffrages des hommes les plus dignes d'être les guides et les interprètes de l'opinion, le temps ne lui a rien enlevé de ce grand et légitime succès : il est partout lu, partout cité : *Volitat vivu' per ora virum,* comme disait l'ancien poète; et naguères encore le même et toujours regrettable Félix Jacquot le qualifiait de « livre devenu classique, dont les préceptes adoptés » par tout ce qu'il y avait d'éclairé dans la médecine militaire, » opérèrent une véritable révolution dans la doctrine et dans ». la thérapeutique, et sauvèrent tant de malades. Le grand

» service rendu par M. l'inspecteur Maillot, ajoutait-il, con-
» siste surtout à avoir établi et hautement proclamé qu'une
» foule de fièvres à type rémittent et *pseudo-continu*, pour
» me servir de son expression, sont au fond de la même na-
» ture que les intermittentes, et conséquemment attaquables par
» le *même spécifique*. » Voilà où vont en 1860 se heurter à
l'aveugle les prétentions de M. Biebuyck, à qui nous devons
demander, s'il compte, avec l'assistance de M. Gaucher, sub-
stituer son nom à la place du nom de M. Maillot.

Donc depuis plus de vingt ans les fièvres *pseudo-continues*
ont pris place dans nos livres usuels. Voyez en effet dans le
dictionnaire de Nysten, réédité par M. Littré, membre de l'Ins-
titut, et M. Robin, professeur agrégé, les mots paludéen et
fièvres *pseudo-continues*. Voyez dans l'ouvrage de M. le professeur Grisolle l'article fièvre *pseudo-continue;* même article
dans celui de Valleix. Voyez encore le Traité des *Fièvres intermittentes* de M. Bonnet, de Bordeaux, où nous lisons
(p. 220) « que les exhalaisons marécageuses déterminent fré-
» quemment dans le même temps et dans le même lieu, des
» fièvres *continues*, des fièvres rémittentes et des fièvres in-
» termittentes. »

M. Lévy, collègue de M. Maillot, au Conseil de santé,
s'exprime comme il suit, en différents endroits de son ex-
cellent Traité *d'hygiène :* « Il convient de faire entrer, dans
» un seul groupe nosologique, toutes les maladies engen-
» drées par les marais, quels que soient d'ailleurs leur type
» et leur forme : Ainsi se trouveront rapprochées par leur
» traitement, comme elles le sont par leur origine, les fièvres
» intermittentes, rémittentes, sub-intrantes, larvées, pernicieuses,
» certaines fièvres *continues*. » *(Ed. 1851. T. 1. p. 453.)*
« L'action lente des miasmes conduit quelquefois les malades,
» sans accident *notable* et par une pente *insensible*, à la
» *cachexie* et au marasme. » *(Ibid. p. 460.)* « Les résultats de

» l'intoxication marécageuse sont les fièvres intermittentes,
» rémittentes, sub-continues, c'est-à-dire à stades si rappro-
» chés que l'apyrexie s'efface; *pseudo-continues*, ou pyrexies,
» qui dès leur invasion, ou vers leurs dernières périodes,
» revêtent la forme *continue*. » *(T. 2, p. 526.)*

Nous invoquerons aussi les noms, tous les jours répétés, de M. le professeur Trousseau et M. Pidoux, qui ont, dans leur Traité de *thérapeutique*, discuté *in extenso* cette même question de la périodicité sous le titre suivant : « De la nécessité
» de ne pas confondre le *type* des maladies avec leur *nature*,
» et du quinquina considéré comme un des moyens d'éviter
» cette confusion. » *(Ed. 1847, T. 2, p. 367.)* « L'obser-
» vation démontre, disent-ils, que le quinquina guérit les
» fièvres miasmatiques, non-seulement lorsqu'elles sont inter-
» mittentes, mais encore lorsqu'elles présentent le type *continu.*
» *(P. 369.)* » « Les faits prouvent que la *cachexie* paludéenne
» cède au quinquina, comme la fièvre intermittente elle-même. »
(Idid.) « La circonstance de la rémittence ou de la *continuité*
» est indifférente, lorsque la fièvre est d'origine paludéenne. »
(P. 371.) « Rien n'est plus commun dans certains pays que de
» voir les fièvres paludéennes se montrer sous le type rémit-
» tent, ou même *continu*, sans perdre leur nature. » *(P. 372.)*
» En Algérie, il nous a été donné de voir nos fièvres intermit-
» tentes changées en *continues*, comme pour signaler le vice
» d'une pyrétologie exclusivement fondée sur la considération
» du type. » *(P. 375.)* « Leurs yeux n'ont pas vu ce fait de
» la *continuité* des fièvres intermittentes, bien qu'il soit soli-
» dement assis sur la tradition médicale tout entière, et sur
» les observations cliniques que Paris lui-même offre aux
» esprits, dont rien ne rétrécit l'horison. » *(P. 377.)*

Ces documents que nous avons recueillis un peu à la hâte, c'est avec une entière et profonde conviction que nous les avons produits. Aussi, en ce qui concerne le fond même de la discussion, nous ne craignons pas un examen, fût-il sévère, disons même partial et injuste. La critique y perdrait sa peine. Elle pourrait se dédommager en s'attachant aux accessoires, et sur ce point nous avons besoin de la trouver fort indulgente; mais pour nos citations, nous ne prenons nul souci d'elle ni de ses rigueurs. Qu'elle emploie, pour les affaiblir, ses procédés les plus ingénieux, qu'elle y mette sa main, armée de griffes, qu'elle y applique son œil de lynx, et les examine de front ou de profil, elle ne saurait y trouver une autre signification, que celle que nous leur avons attribuée. Certes de plus grands loisirs nous auraient procuré les moyens de les rendre plus nombreuses, mais non plus exactes. Par ces citations, des noms illustres ont ennobli ces quelques pages; que si l'on nous objecte qu'elles n'en reçoivent qu'un éclat emprunté, nous répondrons que nous ne voulions que prouver et convaincre, et que la nature même de notre travail exigeait ce genre de preuve. Nous ne pouvions arriver autrement à notre but, qui était de prouver à MM. Gaucher et Biebuyck, que ce dernier n'a pas ajouté un grain de sable aux matériaux de l'édifice médical. Sa découverte n'a donc rien de sérieux. C'est une prétention, qui ne fait pas même honneur, ni à lui ni à son parrain, puisqu'elle donnerait lieu de douter de l'érudition professionnelle de celui qui l'émet, et de celui qui l'accueille; érudition commune, disons-nous, puisque c'est celle que l'on puise dans les livres, qui doivent être entre les mains de tous. Un ami sincère et instruit aurait conseillé à M. Biebuyck de laisser son mémoire en portefeuille.

Delere licebit

Qnod non edideris; nescit vox missa reverti.

Hor.

CORRESPONDANCE.

Bailleul, 15 août 1860.

Très-honoré confrère,

Je viens de parcourir avec empressement et intérêt l'opuscule que vous avez eu la bonté de me faire remettre ce matin. Veuillez en recevoir mes compliments sincères. Je dois y joindre aussi mes félicitations sur votre titre de membre correspondant de la Société de médecine pratique. Quant au sujet de votre mémoire, il me semble avoir rapport à une variété de fièvres, que je crois avoir souvent rencontrée, et que je désignais dans mon for intérieur sous le nom de fièvre intermittente, difficile à reconnaître. Le nombre en est à mon avis beaucoup plus grand que vous ne paraissez supposer (3 cas sur 250); mais votre attention une fois portée sur ce point je suis persuadé que vous verrez se multiplier promptement le nombre de ces états morbides sans périodicité

3

qu'on puisse reconnaître, qui cèdent par enchantement à l'action du sulfate de quinine. La pratique a toujours reconnu ces anomalies.

Vous me pardonnerez sans doute la libre expression de mon sentiment; ce qui n'ôte rien d'ailleurs à la véritable estime avec laquelle j'ai l'honneur d'être, mon cher confrère, votre tout dévoué serviteur.

Bailleul, 20 août 1860.

Très-honoré confrère,

Un désir bien louable d'éclaircir vos doutes, et de vous instruire sur un point de thérapeutique fort important, vous a dicté un mémoire, que vous avez envoyé à la Société de médecine pratique. Les mots qui le terminent, témoignent votre sincère et vif amour de la vérité; et je les prends pour un appel, qui doit être entendu de ceux mêmes, à qui vous avez communiqué votre travail. C'est donc vous être agréable que de vous avertir d'une erreur; et je viens vous en indiquer une commise par vous, mais qui n'est pas où vous supposez. Il est en effet certain qu'il y a des fièvres dites intermittentes, qui sont sans intermittence, et si l'on voulait être complet, il faudrait ajouter sans fièvre; en d'autres termes, les miasmes paludéens produisent des états pathalogiques si différens, que l'on ne trouve ni fièvre dans les uns, ni périodicité dans les autres. La partie de cette proposition qui concerne l'absence de périodicité, et qui fait le sujet de votre mémoire, est aussi incontestable qu'elle est ancienne. (Suivent des citations tirées de Celse, de Van-Swieten et de Sénac.) Il serait superflu d'avoir recours à d'autres passages. Ceux-ci suffisent pour démontrer *la vérité de la proposition que vous avez formulée.* Ils prouvent en outre qu'elle est entrée depuis des siècles dans le domaine commun de la science; et votre erreur consiste en ceci que vous ayez regardé comme *nouvelle et attendant de nouvelles preuves* une opinion, qui est hors de litige depuis des siècles. Pourquoi M. Gaucher ne vous a-t-il pas cité ces documents, ou d'autres semblables, qu'il connaît sans doute en grand nombre ?...

Comme j'avais appris que le mémoire de M. Biebuyck se répandait dans la ville et à la campagne, et que plusieurs personnes en prenaient occasion de supposer à M. B. une supériorité marquée sur ses collègues, la lettre suivante lui fut adressée :

Bailleul, 10 septembre 1860.

Très-honoré confrère,

Avant d'écrire son rapport sur la question, que vous avez soumise au jugement de la Société de médecine pratique, M. Gaucher aurait sagement agi, s'il s'était assuré par quelques recherches, de l'état de nos connaissances touchant la matière, sur laquelle il avait à s'expliquer, en présence d'une société savante, son rapport devant en outre être livré à la publicité. J'aurais voulu qu'il eût au moins pris la précaution de s'en entretenir avec quelques amis. Aisément se serait-il rencontré quelqu'un, qui aurait prononcé le mot de fièvre *pseudo-continue*. A ce mot toute illusion aurait cessé, et M. Gaucher se serait bien gardé de vous complimenter sur la *voie nouvelle* que vous aviez *ouverte*, et votre mémoire n'aurait point vu le jour. Ce mot d'un effet si prompt ne se trouve point articulé dans ma précédente lettre, parce que je n'y ai eu recours qu'à des citations latines, qui démontraient l'antiquité de votre prétendue découverte. Il est d'origine assez moderne, et aujourd'hui même il n'est pas accepté par tout le monde, notamment par MM. Trousseau et Pidoux, qui ne le mentionnent que pour en faire la critique. Mais il est d'un usage assez général, beaucoup de médecins l'ayant vu adopté dans la nomenclature de nos livres classiques les plus répandus. Ainsi le dictionnaire de Nysten en donne la définition à la *page* 577 *Ed. de* 1858, et, pour lever quelques doutes, je vous engage à comparer cette définition à celle de la fièvre sub-intrante, *p.* 1343. M. Grisolle, dont l'ouvrage se trouve entre les mains de plus de dix mille d'entre nous, admet des fièvres intermittentes, des fièvres rémittentes et des fièvres *pseudo-continues*. Voyez si vous pouvez indiquer quelque distinction à faire entre cette dernière espèce et celle que vous croyez avoir découverte l'an passé. L'ouvrage de Valleix, qui n'est guère moins connu que celui de M. Grisolle, vous donnera une égale satisfaction, si l'on peut en trouver à perdre une erreur que l'on chérissait. Veuillez même remarquer le précepte suivant et les caractères italiques choisis pour le faire mieux ressortir ; *précepte , auquel il faut toujours revenir,* dit Valleix, *que, quelle que soit la maladie aigue que l'on ait à traiter, lorsque le cas est grave, on ne doit jamais perdre de vue la possibilité de l'intermittence,* ce qui signifie la possibilité d'une origine miasmatique. (Suivaient des citations tirées du traité *d'hygiène* de M. Lévy.)

Je vous nommerai aussi MM. Trousseau et Pidoux, dont l'ouvrage est à la veille d'une septième édition, circonstance, dont il n'est pas inutile de tenir compte, puisqu'elle prouve tout à la fois l'existence et la diffusion d'un fait, que vous croyiez inconnu et inobservé. Ces Messieurs ont traité la question dans un article fort étendu, dont je n'extrairai que trois passages, entre plusieurs autres aussi concluants, que ceux que je choisis. Mais c'est à leur ouvrage même que je vous engage à recourir, puisque vous paraissez ne pas le connaître; je suis persuadé que je vous prépare des moments agréables et utilement employés , en vous indiquant cette source, où vous ne pouvez manquer de puiser des enseignements, qui tourneront au profit de qui de droit. En le lisant, les doutes, modestement exprimés dans votre brochure, se dissiperont, et vous regretterez peut-être de les avoir confiés au papier, et envoyés si loin, lorsqu'il vous était si facile de les éclaicir dans votre cabinet; et le rapport de M. Gaucher deviendra pour vous-même un sujet d'étonnement. — Suivent les citations annoncées. — En terminant, je vous ferai observer, très-honoré confrère , que voici la troisième fois que j'ai l'honneur de vous écrire sur le même sujet. C'est vous prouver : 1.º que je tiens essentiellement à ce que vous regardiez vous-même comme certain que vous avez été dupe d'une illusion; 2.ª que je ne suis pas indifférent à ce que le public cesse d'être induit en erreur par votre brochure , dont plusieurs personnes s'entretiennent par la ville. En effet, quoiqu'en dise un rapport expédié de Paris, vous n'avez rien découvert ; et sur ce point toute prétention de votre part serait aussi mal fondée que préjudiciable à l'honneur de vos confrères. Ce n'est point à vous que l'on doit la connaissance des fièvres paludéennes à forme *continue,* ni de leur traitement par le quinquina. C'est une tradition reçue de nos ancêtres; c'est une doctrine enseignée par nos contemporains; tout cela est consigné dans une foule de livres, qui sont entre les mains de tout le monde, et que vous pourrez lire comme nous. Voilà, très-honoré confrère, ce que vous devez reconnaître hautement, si vous ne voulez pas mettre le pied dans une *voie*, qui n'est point *nouvelle* non plus; qui n'est pas honorable; c'est la *voie* qui paraît conduire au succès par l'injustice et la déconsidération des autres.

Veuillez, très-honoré confrère, croire à mes sentiments de véritable estime.

Lettre de M. le D.ʳ Biebuyck.

Monsieur,

J'ai l'honneur de vous informer que j'ai transmis à la Société de médecine pratique de Paris, les trois lettres que vous m'avez adressées, afin qu'elle vous fasse réponse, si elle juge que vos objections en valent la peine : je lui ai demandé également quelle est la conduite que je dois tenir à votre égard dans cette circonstance.

Je vous prie pourtant de vouloir bien cesser dès ce moment vos insolences, car je vous préviens que je ne suis nullement disposé à les supporter plus long-temps.   BIEBUYCK.

Bailleul, 11 septembre 1860.

Réponse.

Bailleul, 11 septembre 1860.

Très-honoré confrère,

Vous m'avez écrit dans un moment d'humeur. Je ne saurai toutefois vous dire que je regrette de l'avoir causé, puisque je ne vois guères de reproche à me faire. Dussé-je ajouter même à votre irritation, ce que j'ai écrit hier, je ne le rétracte point aujourd'hui; et le ton menaçant que vous voulez prendre, ne m'empêchera point de répéter que vous n'avez rien découvert. Non, vous n'avez rien découvert, et votre mémoire ne renferme rien que l'on ne connaisse depuis longues années. S'il est une chose, qui s'y montre à découvert, c'est que vous avez, avant de l'écrire, oublié de consulter certains ouvrages, que leurs éditions multipliées font à bon droit regarder comme classiques. Quant aux nouvelles de Paris, nous verrons.

J'ai l'honneur d'être, très-honoré confrère,
votre très-humble serviteur,

— ✦ —

Lettre adressée à M. Gaucher et restée sans réponse.

Bailleul, 25 septembre 1860.

Très-honoré confrère,

Vous avez reçu, il y a une quinzaine de jours, un paquet contenant trois lettres, que j'ai eu l'honneur d'adresser à M. le D.ʳ Biebuyck. C'est le confrère lui-même qui m'en a informé par une lettre, dont vous trouverez plus bas la copie, en même temps que celle de ma réponse. Je trouve ses procédés un peu vifs.

J'aurais cru cependant que je m'étais tenu dans les limites d'une critique modérée, surtout si l'on considère le but que se proposait le confrère en publiant, ou plutôt en distribuant son opuscule, suivi de votre rapport, et si l'on veut bien m'accorder que j'avais en main de quoi mettre cet opuscule à sa valeur. Des événements comme cette publication, qui seraient ailleurs sans importance, et resteraient inconnus, font sensation dans une petite ville, comme celle que nous habitons. Devais-je garder le silence, sous peine de paraître n'avoir reçu d'impulsion que d'une passion mauvaise? Aujourd'hui même, sans blesser l'honneur, n'ai-je pas le droit le plus légitime de répondre par une brochure à celle de M. Biebuyck? Mais avant de m'arrêter à ce dernier parti, j'ai voulu vous présenter l'hommage de mes sentiments confraternels, et vous témoigner comme il me serait agréable de recevoir une lettre de vous.

www.ingramcontent.com/pod-product-compliance
Lightning Source LLC
LaVergne TN
LVHW051138060726
842526LV00006B/2111